Docteur Georges **PETIT**

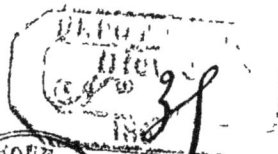

COMMENT

ON GUÉRIT

LES TUBERCULEUX

COMMENT ON GUÉRIT LES TUBERCULEUX

Par M. le Dr Georges PETIT

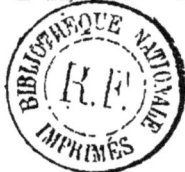

« Les médecins devraient être un peu moins
savants et un peu plus guérisseurs. »

C'est que la sanction véritable de nos théories et de
nos raisonnements consiste uniquement dans les succès
pratiques. Sans cela on ne doit s'y fier qu'avec une
grande réserve et tout homme qui négligera cette vérité
tombera bientôt dans les plus funestes erreurs et
fournira encore à l'ignorance du vulgaire, l'occasion
de nous jeter à la face le honteux adage qui fait de
la médecine un royaume d'aveugles. (Baglivi).

La thérapeutique est la pierre de touche de toutes
les théories ; c'est au nombre des guérisons qu'ils
opèrent qu'on juge du mérite des praticiens. (Begin).

Le bon sens même indique et prononce que la vraie
médecine est celle qui guérit. (Le Leu).

Ces axiomes de philosophie sociale autant que
médicale me sont souvent revenus à la mémoire,
quand arrêté devant le lit d'un malade, par cette terri-
ble pensée de l'impuissance d'une défense, je me
croyais enserré dans un étau brutal. A-t-on quelquefois
et à une heure quelconque le droit de se déclarer
impuissant ? Non, non, jamais ! Le vieil adage popu-
laire est, seul vrai : « tant qu'il y a de la vie il y a de
l'espoir ».

Vraiment, s'avouer vaincu d'avance est une déser-
tion, une lâcheté ! Je sais bien que personne ne croit
la commettre, mais cependant en y regardant de près,
on s'apercevra que beaucoup s'en rendent coupables.
Le malade peut-être, l'entourage quelquefois, le
médecin souvent.

Le malade a une phsycologie qui lui est propre. Le tuberculeux, vulgairement le phtisique, a été considéré, et à tort, comme un modèle d'égoïsme. J'ai souvent entendu développer cette opinion, il me souvient qu'elle fut enseignée par un professeur de la Faculté de Paris. Or, les élèves qui écoutent le maître sont, dans la proportion de 60 o/o, prêts à accepter comme parole d'évangile ce qu'on leur enseigne. Egoïste le tuberculeux! rien n'est plus faux, il songe à son mal qui le ronge, à son mal dont il sent les progrès de jour en jour plus effrayants; il crie, il hurle, il implore tour à tour, et ce sont ceux à qui il demande du secours qui, se sentant impuissants à enrayer le mal, traitent le malade d'égoïste.

Egoïste le tuberculeux! comme c'est mal le connaître. C'est au contraire un optimiste, qui ne se décourage jamais, espère toujours, attend le lendemain libérateur.

La tuberculose, a-t-on dit, semble avoir tellement pris sa victime, qu'elle le *charme* et cela a un grand fond de vérité.

Le phtisique, dit Arledetti, se laissera plutôt glisser à la mélancolie, à une mélancolie non exempte d'un certain charme, dans laquelle la vanité trouve son compte et aussi une sorte de sensualité morbide. Il gardera toujours, en parlant de sa fin prochaine et en excitant la pitié de son entourage, un secret espoir qu'il sera de ceux qui s'en sauvent par miracle.

Ils ne sentent pas l'œuvre de destruction qui s'accomplit en eux. Ils souffrent non pour eux-mêmes mais pour ceux qu'ils laissent: leur douleur est altruiste et n'empêche pas que leur fin ne soit habituellement très douce et leur agonie colorée, pour ainsi dire, par un rayon suprême d'illusion.

Certes, pour être un juge impartial, il faut tenir compte de l'âge du sujet, de son caractère, de sa condition sociale et d'une foule d'autres considérations, mais il faut, par contre, reconnaître que la maladie modifie tout cela et que si la souffrance d'une maladie désespérément longue peut éveiller l'irascibilité de quelques-uns, elle émousse, pour la plupart, l'ardeur naturelle.

Le tuberculeux est un malade qui, plus que tout autre, attend et espère la guérison ; il la demande à tout venant et la longueur de la maladie,. avec ses périodes d'arrêt, est un signe certain de sa tendance à la guérison. C'est pourquoi on a pu dire avec raison, sous une forme paradoxale, que la tuberculose est la plus curable de toutes les maladies chroniques ; en effet, elle peut guérir, même seule, c'est-à-dire sans le secours de la médecine.

Voilà où le pessimisme de l'entourage et de quelques médecins se trouve en défaut. Il n'est plus permis de penser, à moins de faire un aveu d'ignorance, que la tuberculose est une maladie incurable. Tous les tuberculeux sont susceptibles de guérir ! Il faut, bien entendu, tenir compte d'une série de faits, tels que l'étendue de la lésion, la durée de la maladie, la résistance du sujet, etc...

Une erreur commune est celle de croire que seuls les malades aisés guérissent : Rien n'est plus faux, je dirai même que souvent les malades de la classe riche sont ceux qui ne guérissent pas, parce que, dans leur impatience de se voir débarrassés de leur mal, ils essaient un peu de tous les traitements, et cela est presque toujours fatal.

Le malade pauvre n'ayant pas le choix des moyens se cantonne à une thérapeutique et s'en trouve toujours bien. Il y a quelques années, à la suite d'un rapport que j'avais à faire, j'ai puisé dans les chiffres officiels la certitude que la tuberculose décroit d'année en année, et cependant elle est mieux connue, plus facilement diagnostiquée, beaucoup moins de cas restent cachés.

Il faut le dire, le répéter sans repos, avec une conviction absolue : « *la tuberculose est curable,* »

Vraiment c'est pitié d'entendre une foule de gens hausser les épaules au mot de tuberculose et dans une quiète béatitude, ou plutôt un farouche cynisme, dire : « Alors, rien à faire ! ». Cette pensée est cruelle dans la bouche du public, mais quand ce sont des médecins, comme j'en ai souvent entendu, qui tiennent ce propos, la situation devient tragique. Or, chose bizarre, mais tout n'est-il pas bizarre en ce monde, les mêmes pessimistes sont les premiers à reconnaître que telle ou telle personne, fort âgée maintenant, a été condamnée comme poitrinaire à 20 ans, et concluent que la tuberculose peut guérir spontanément. Ce à quoi il est aisé de répondre qu'une maladie qui peut ainsi guérir seule, n'est pas une maladie incurable.

Il faut donc réagir contre un vieux préjugé que la science et l'expérience nous démontrent être faux. C'est au contraire avec espérance qu'il faut continuer pendant longtemps le traitement ; c'est l'espérance qui donne le courage au malade, la patience à son entourage et la conviction au médecin.

Car pour guérir il faut vouloir ; un malade découragé ne guérit pas. J'en ai connu qui ont guéri par la force de leur volonté, comme au contraire certains désespérés se laissent mourir parce qu'ils n'ont plus la volonté de vivre.

Il est juste d'ajouter que la tuberculose est d'autant plus curable que le traitement en est commencé à une période moins avancée.

*
* *

Ceci m'amène à parler du début de la tuberculose. Je dis du début, car rien n'est aussi important que de reconnaître la maladie avant qu'elle n'ait fait des ravages matériels dans l'organisme. Au début on n'observe dans le poumon qu'une sorte d'inflammation qui, à la 2e période se transforme en un ramollissement, devant aboutir fatalement à une perte d'un morceau de poumon, caractérisée par la production d'une caverne. Cette dernière lésion est irréparable, mais il 'ne faut pas conclure qu'elle soit incompatible avec l'existence ; on peut vivre avec une portion de poumon en moins, mais il est de toute évidence que le succès du traitement aboutissant à une guérison absolue, n'est possible que lorsque cette lésion ne s'est pas encore produite. La lutte antituberculeuse a, depuis longtemps, dirigé ses efforts sur la protection de l'enfance. Ce n'est certes, pas là le point essentiel de la question, comme ont voulu le prétendre quelques théoriciens ; les événements nous ont prouvé le contraire, mais il n'en n'est pas moins vrai que c'est un des côtés les plus importants du vaste problème de la lutte contre la tuberculose.

Il faut avant tout faire le diagnostic de la tuberculose ; pour cela, on doit rassembler ces éléments de tous ordres, à la recherche desquels on doit s'acharner dans l'examen d'un petit malade et qui, par leur réunion chez un même sujet et leur adjonction aux signes fournis par l'auscultation, nous permettront de pouvoir affirmer la tuberculose pulmonaire dans la majorité des cas.

Bien que le vieil adage hippocratique *phtisicus a phtisico* n'ait plus aujourd'hui la même valeur qu'on lui accordait dans les temps anciens, puisqu'il est démontré qu'on ne nait pas tuberculeux, il est cependant indispensable de rechercher, par un interrogatoire sévère, les antécédents héréditaires du malade.

Cette première question élucidée, on procèdera à l'examen sévère de l'enfant ; tout d'abord, ce qui nous frappera, c'est son attitude particulière ; il sera plus tranquille que les enfants de son âge, il sera plutôt triste, taciturne même, ne manifestera sa joie ou sa douleur ni par des cris ni par des pleurs ; enfin il se laissera très facilement examiner. De plus il se présentera à nous avec un habitus extérieur en quelque sorte caractéristique : les yeux grands, les pupilles dilatées

et voilées par de longs cils; les cheveux longs et
soyeux offrent quelquefois la coloration d'un blond
vénitien. La peau pâle et fine est parcourue à sa surface par des veines saillantes; elle est sèche et
écailleuse, quelquefois fendillée. La dernière phalange
des doigts subit une déformation donnant aux doigts
un aspect particulier désigné sous le nom de doigt
hippocratique. Le système pileux prend chez ces
enfants un développement intense. Le teint est pâle,
la maigreur très accentuée. Les os de la face, les
maxiliaires, les arcades zygomatiques sont proémi-
nents, les yeux sont enfoncés dans leur orbite, la
bouche est agrandie; tous ces traits donnent à l'enfant
l'apparence d'un petit vieux.

Les os du crâne sont mal soudés, les fontanelles
persistent, les pariétaux chevauchent l'un sur l'aure.
Le ventre est très développé et à sa surface se dessine
un lascis de veines bleuâtres. En général, le ventre est
mou, dépressible et indolent et à la percussion il pré-
sente un tympanisme accentué dans toute son étendue. Le thorax est évasé à la base et rétréci en haut.
Les côtes font saillie sous la peau amaigrie. Les mem-
bres sont grèles, peu développés et paraissent atro-
phiés.

Chez l'enfant tuberculeux, l'appétit est bien souvent
conservé, parfois même augmenté, naturellement au
début de la maladie, car à une période avancée les
fonctions digestives sont troublées, tout comme chez
l'adulte. Mais, fait digne de remarque, bien que glou-
tons, ils n'augmentent guère de poids, et la courbe de
leur poids est même intéressante à suivre : elle pré-
sente des oscillations assez régulières d'accroissement
et de décroissement, correspondant sans doute à des
poussées congestives de la maladie et pouvant se
figurer par une courbe à grandes ondes.

Le pronostic de la tuberculose pulmonaire est plus
sévère chez l'enfant que chez l'adulte ; il est d'autant
plus inexorable que l'enfant est plus jeune. Cela tient

à la tendance, à la diffusion qui caractérise la tuberculose infantile. Est-ce à dire que la guérison n'est pas possible ? Certainement non.

Au contraire, il faut bien se pénétrer de cette idée que le traitement aura un résultat d'autant plus favorable qu'il aura été institué de façon plus précoce.

Chez l'adulte, la question du diagnostic précoce soulève une autre question, non moins importante, celle de savoir si on doit dire au malade la maladie dont il est atteint ou au contraire la lui cacher. Certes une foule de points et d'à côté ont été soulevés pour répondre par l'affirmative ou la négative ; j'en ai eu un exemple frappant, il y a quelques années, en faisant auprès des médecins un vaste referendum sur ce sujet. En cela comme en bien des choses en médecine il faut apporter un peu d'éclectisme et ne pas se cantonner dans une formule unique, en se souvenant qu'il n'y a pas « une maladie, mais des malades » ; c'est ce que d'aucuns me semblent avoir perdu de vue et les suivre dans une voie unique expose à oublier qu'il faut faire la guerre à la tuberculose et non aux tuberculeux.

L'important est de découvrir ou mieux déceler la maladie aussitôt que possible, c'est-à-dire au moment le plus rapproché de son début.

A cet égard nous disposons de série de moyens qu'il faut savoir employer avec tact. Je n'en énumérerai, sans les discuter, que quelques-uns ici, et j'ajouterai que ces moyens n'auront qu'une valeur relative d'approximation, valeur qui sera sous la dépendance absolue de l'observateur. J'ai vu pouvoir affirmer la tuberculose sur quelques signes fugaces, et aussi pouvoir affirmer sa non-existence sur la non-concordance des mêmes signes. Il y a là, qu'on me pardonne un mot un peu désuet, « une question de flair ».

J'insiste surtout et toujours sur la nécessité qu'il y a à se montrer très prudent et très réservé sur une interprétation qu'on veut souvent trop hâtive ; il faut

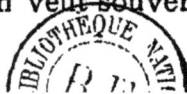

en général faire plusieurs examens, et j'ai l'habitude de soumettre pendant ce temps le malade à certains traitements que j'appelerai « traitements d'épreuves », qui me permettent de formuler mon opinion avec plus de certitude. Avec la plus grande facilité on élimine ainsi, par un traitement prémonitoire, l'hypothèse d'une bronchite chronique, d'un catarrhe, d'une lésion cardiaque, d'un emphysème, etc. . qui sans cela pourraient en imposer pour une tuberculose ou au contraire la masquer.

Je pourrais rapporter ici un grand nombre d'observations dans lesquelles les sujets avaient été considérés comme tuberculeux et ne l'étaient pas, ou au contraire d'autres avaient été déclarés indemnes, pendant que le mal évoluait.

Combien j'ai vu de gens venir me trouver à une période avancée de leur mal en me disant : - « Je toussais depuis longtemps, un peu le matin, avec un petit crachat, je croyais que c'était un « rhume » et j'ai pris des sirops. »

Tout sujet qui tousse peut être tuberculeux ; mais tout sujet qui tousse n'est pas tuberculeux ; en revanche il y a des tuberculeux qui toussent fort peu. Tel individu ne tousse que parce qu'il est fumeur, ou exposé à une atmosphère délétère, tel autre parce que son poumon a une lésion. En sorte que la toux n'est qu'un symptôme et pas une maladie, il importe d'en rechercher la cause et de la trouver ; tout le secret du succès, en médecine, est là : chercher la cause.

Une foule de maladies se ressemblent souvent au point d'êtres confondues ; une jeune fille est pâle, décolorée, sans vie, une petite quinte de toux secoue sa pauvre poitrine le matin, son cœur est sujet à des défaillances, est-elle tuberculeuse ou chloro-anémique ? Il faut le savoir et le rechercher par tous les moyens dont la science dispose, d'autant que ces deux maladies sont sur les mêmes frontières et peuvent s'allier.

Voilà un homme amaigri, débilité, surmené par ses affaires ; il tousse, il crache, ne dort pas ! Que penser ? Va-t-on laisser évoluer les choses ou au contraire les prévenir ? Il faut à tout prix connaître la cause d'un tel état.

J'ai souvenance d'une jeune femme que je vis une fois dans son lit, dans un état qui paraissait tellement précaire, vu la faiblesse du sujet, qu'on pouvait s'attendre à un dénouement fatal ; de quart d'heure en quart d'heure, elle avait une syncope. Débilitée, affaiblie par cet état, elle semblait proche de la mort. Des observateurs influencés par les apparences avaient dit qu'il s'agissait là d'une tuberculose à forme anormale et la malade en réalité en était affectée à en mourir. D'un examen très approfondi je conclus qu'il n'y avait rien là de tuberculeux, qu'il s'agissait tout simplement d'une intoxication ayant son origine dans l'intestin.

Je prescrivis un traitement et annonçai que dans 5 jours la malade serait sur pied... ce qui fut. Je cite ce cas, non pour me donner des allures de Mage, mais parce qu'il eut pour témoins plusieurs médecins qui peuvent en témoigner, puisqu'ils sont de mes amis.

On voit par ce simple exemple, pris entre beaucoup, qu'il faut être réservé pour prononcer le mot « tuberculose », ne le faire que quand on en est sûr, et pour cela rechercher les signes de probabilité ou de certitude et différencier la maladie de celle qui pourrait en revêtir les symptômes.

La maladie n'est en effet qu'un trouble survenu dans l'exercice des fonctions, et ce sont ces fonctions altérées qui donnent ces symptômes qui ne peuvent, on le comprend, constituer la maladie. C'est aussi pour cette raison que la nature est le seul agent réel de la santé, et c'est pourquoi on doit s'efforcer de rétablir l'équilibre naturel en secondant la nature. Pour cette raison, je rejette les procédés d'investigation qui sont contraires aux lois de la nature, comme les tuberculines, dont l'emploi n'est pas toujours dénué de dangers et ne donne que des résultats inconstants; j'en dirai autant de l'ophtalmo-réaction.

Le diagnostic de la tuberculose pulmonaire se fait. surtout par l'oreille, c'est-à-dire par l'auscultation; c'est le seul vrai moyen et le seul sans danger. On peut d'ailleurs, comme je le fais souvent, rendre les manifestations acoustiques plus nettes et plus marquées en se servant du phonendoscope. J'emploie également l'épreuve dite « de l'iodure ». On fait prendre au malade une dose légère d'iodure de potassium et l'on ausculte le malade le lendemain, et s'il s'agit d'une lésion tuberculuese l'auscultation permet d'entendre une zône dite de congestion se former autour sous l'influence de l'iodure. Ce procédé est simple, sûr et sans danger.

Avec l'auscultation qui est le véritable et seul moyen de déceler le mal, je citerai, comme procédé complémentaire, l'examen bactériologique des crachats, l'analyse de l'urine. La radiographie ne peut servir qu'à une période déjà avancée de la maladie, mais pas à la première période.

Personnellement j'emploie encore une série d'autres moyens de recherches, mais je n'en peux parler ici, car ils ne sont que des moyens cliniques que seul le praticien peut employer et interpréter. Tels sont : le périmètre dans ses rapports avec la taille et le poids, la déformation thoracique, l'abaissement de la pression cardiaque.

En un mot il ne faut rien négliger pour atteindre le but désiré qui est de faire le diagnostic de la maladie, le plus hâtivement que possible ; à cette seule condition est le succès, ce qui justifie cet axiome « que le médecin qui guérit est celui qui a du diagnostic ».

⁎

J'aborderai maintenant les notions d'un traitement, rationnel, et de suite je dirai qu'il n'existe pas une méthode unique et seule spécifique ; je sais bien que chaque médecin a souvent la sienne, et je ne me défendrai pas d'en avoir une qui me soit propre, certes, mais il ne faut pas être un sectaire en thérapeutique et se souvenir que le Mieux est souvent l'ennemi du Bien. Il faut donc se contenter simplement de faire bien.

Pour bien comprendre et diriger le traitement de la tuberculose, il faut se reporter aux origines du mal. Pour se propager et se reproduire la tuberculose a besoin de deux conditions indispensables : il faut le germe de la maladie, c'est-à-dire le bacille de Kock et, ensuite, que ce germe rencontre un terrain favo- rable à son développement.

Le germe peut se rencontrer partout, puisqu'il est semé dans l'air par les malades eux-mêmes, quant au terrain, c'est l'organisme. Si l'organisme est débile, il n'a pas la vigueur suffisante pour résister au germe et celui-ci se développe et prolifère. Donc il est logi- que d'en conclure que le traitement sera soumis à deux grands principes qui découlent de ce que je viens de dire :

1° Détruire le germe par l'emploi de substances spécifiques, c'est-à-dire susceptibles d'annihiler son action.

2° Fortifier l'organisme et le rendre résistant contre l'action du bacille.

A la première proposition on oppose les agents médicamenteux, à la deuxième les moyens physiques ou d'ordre vital.

Je n'entreprendrai pas de dire à laquelle de ces deux propositions il faut donner la plus grande impor- tance. J'estime qu'elles en méritent une égale ; et que c'est commettre une erreur grossière que de ne s'occu- per que de l'une au détriment de l'autre.

Les partisans du sanatorium, partisans généralement intéressés, ont affirmé que seul le sanatorium pouvait guérir le tuberculeux et, pendant des années, l'exode des malades s'est fait vers des contrées lointaines, vers des cures d'altitude, de plaine ou de montagne, voire de forêt. Certes sous l'influence du repos on a vu des sujets s'améliorer, prendre du poids, abandonner leur fièvre ; mais ce n'était là qu'un succès d'apparence ; à peine revenu à sa vie ordinaire le sujet retombait dans le même état qu'au départ. Est-ce à dire qu'il faille condamner le sanatorium, qui n'a jamais guéri personne ? Non, il faut en modifier le fonctionnement. Le danger du sanatorium, c'est son traitement innefficace, basé sur une des plus grossières erreurs que l'on ait commises, je veux parler de la cure dite hygiéno-diéthétique, qui consiste en : repos, aération, suralimentation.

J'ai observé récemment un jeune homme qui, retour d'un sanatorium, avec un engraissement de 16 kilos, et considéré comme guéri, fut pris subitement d'un crachement de sang ; l'auscultation me révéla que, malgré son embonpoint surprenant, la lésion pulmonaire continuait à évoluer avec rapidité. Le foie était gros et douloureux, le cœur bondissant, la rate tuméfiée ; malgré mes observations sur la quantité des aliments absorbés, quantité que je considérais comme exagérée, le malade continua son gavage, et cependant maigrit. Peu de temps après, il mourait, succombant à une marche rapide de la maladie

Cette histoire, que j'ai résumée, est celle de beaucoup. J'ai vu un grand nombre de sujets dont la maladie avait été incontestablement accélérée dans sa marche, par une tentative exagérée et brutale de suralimentation forcée.

L'état de santé n'est pas la résultante d'un embonpoint obtenu avec rapidité et artificiellement, c'est la conséquence d'un équilibre général de l'économie. Il faut, dans l'appréciation chiffrée du poids d'un individu, tenir compte de son âge, de sa taille, de son périmètre, de ses habitudes, de ses antécédents.

Le tuberculeux qui devient trop gras n'est pas un malade qui guérit, c'est un malade qui s'aggrave ; ses échanges respiratoires diminuent rapidement et la consomption, ou terminaison fatale, apparaitra d'autant plus vite que l'engraissement aura été plus exagéré. La suralimentation forcée doit être considérée comme un danger ; au-delà d'une certaine quantité d'aliments, l'organisme ne fixe plus les éléments nutritifs et il est contraint de les brûler.

Il faut revenir à une alimentation rationnelle et raisonnée, et l'abandon d'une méthode qui peut dans certains cas être plus dangereuse que la maladie elle-même.

Je suis, pour ma part, affermi dans cette opinion par une longue expérience, partisan du régime végétarien, ou lacto-végétarien mitigé.

Je pourrais également faire le procès de la cure de repos forcé et de l'exagération apportée à la ventilation pulmonaire, mais je serais obligé de faire un exposé physiologique de cette partie de la question, ce qui pourrait m'entraîner un peu loin. Je dirai seulement que l'important est de savoir faire respirer les sujets, et pour cela il faut le leur apprendre, on ne peut y arriver que par un exercice méthodique et réglé ; quant au repos il doit être proportionné au travail fourni, mais dire « repos » ne veut pas dire « immobilisation permanente ».

Le tuberculeux doit savoir respirer, manger, marcher, se reposer. . mais ce n'est qu'une partie du traitement ; il faut maintenant le soigner, sous peine de n'avoir fait qu'une besogne incomplète et insuffisante.

* *

Si j'aborde avec timidité la question « médicamen-

teuse » c'est que je connais le nombre considérable
des drogues qui ont été préconisées pour le traitement
de cette affection, et j'avoue en toute sincérité que
s'il y en a de bonnes, il en existe, en revanche, d'inu-
tiles, peut-être même de dangereuses.

Le lecteur ne doit pas s'attendre, et il me le par-
donnera, à trouver ici une énumération des « bons
médicaments », je ne le pourrais faire sans me voir
accuser d'être mu par un intérêt autre que celui qui
m'a guidé en écrivant ces quelques pages, qui sont le
fruit d'une longue et laborieuse expérience. Je me
contente de dire que si notre arsenal thérapeutique ne
possède pas encore le médicament héroïque et spécifique capable de juguler la maladie d'un coup, il est
en revanche fort riche en substances précieuses, qui
maniées avec tact, sont succeptibles d'accomplir de
véritables miracles, de vraies résurrections J'en four-
nirais facilement la preuve, si je pouvais, sans m'expo-
ser à tomber sous le coup d'une accusation de puffisme,
placer sous les yeux du lecteur tous les cas typiques
de guérison obtenue par une méthode fort simple,
qui n'emploie rien de mystérieux, mais est simplement
rationnelle.

Certes je ne dissimulerai pas que l'art d'accomo-
der et d'adapter les médicaments est pour beaucoup
dans le résultat qu'il faut en attendre et que chacun
peut y apporter telle ou telle modification, sui-
vant les cas ; c'est ce que je fais moi-même, tout
en me rapprochant autant que possible d'une ligne
de conduite et d'un tour de mains, que seule une expérience journalière peut justifier.

Le tuberculeux devant être malade pendant longtemps, il faut éviter de lui donner toute drogue inutile,
car à la longue il en absorbera une telle quantité, que
les plus anodines peuvent devenir nuisibles, sinon par
elles mêmes, peut-être par association.

Les médicaments absorbés par les tuberculeux
répondent à trois indications : 1° Traitement spécifi-

— 15 —

que ; 2° Traitement du symptôme; 3· Traitement général.

Le traitement spécifique comporte toutes les gammes des sérums et vaccins. Qu'on me permette de n'en nommer aucun, tout en disant que s'il n'en existe pas un seul de sûrement spécifique, il y en a qui ont une réelle valeur curative et le choix doit en être soumis au praticien qui seul peut juger de la nécessité ou de l'inutilité de leur emploi.

Le traitement symptomatique a pour but de combattre non la cause du mal, mais ses effets, c'est-à-dire la fièvre, la toux, la dyspnée, la diarrhée, la sueur, l'expectoration, les douleurs, etc.

Le traitement est complexe, on le voit, et tout l'arsenal médicamenteux peut y passer entre des mains inexpérimentées, tandis que, au contraire, un praticien avisé en réduira l'emploi au minimum. Il faut bien se garder de toute thérapeutique à coups redoublés avec laquelle on tape quelquefois sur la maladie et souvent sur le malade.

Donc, peu de médicaments et seulement ceux qui sont strictement utiles.

Le traitement général a une grande importance, il n'intervient que pour seconder la nature dans la lutte contre le mal, il est à la fois hygiénique et médicamenteux.

Le tuberculeux doit avoir un régime alimentaire réglé avec une précision mathématique, car on a dit avec raison que la tuberculose est une maladie de décalcification. Donc le régime alimentaire, comme le traitement médicamenteux, doivent assurer la réminéralisation calcaire du tuberculeux. C'est le seul moyen de rendre la pullulation du bacille impossible, comme aussi de mettre hors d'atteinte de la tuberculose ceux qui y semblent prédisposés.

Arrêtant là ces quelques notions sommaires, je rappelle à ceux qui sont malades qu'ils ne doivent jamais désespérer, qu'il leur faut du temps, de la patience, et un traitement judicieux, rationnel, raisonné et bien suivi.

Vouloir c'est pouvoir et pour « Pouvoir guérir il faut le vouloir ». La *tuberculose est curable,* en plus ou moins de temps, mais elle est curable, voilà ce que doivent se dire ceux qui souffrent et qui désespèrent.

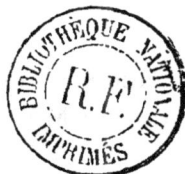

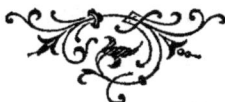

Dispensaire antituberculeux du XIe arrondt

21 et 23, rue St-Maur

Soins gratuits pour les tuberculeux indigents

Consultations tous les jours à 5 heures

Médecin en Chef : Dr GEORGES PETIT

Assistants : MM. les Drs BOSCHE, BERCHON, CERNÉA,
PORÉE, DETHAN, TOURLET

Société internationale de la Tuberculose

SECRÉTARIAT GÉNÉRAL :

51, rue du Rocher, Paris, VIIIe

Cette société composée de savants, de médecins et
de spécialistes a pour but d'étudier tout ce qui concerne la tuberculose. Elle a pour président M. le Dr
LANCEREAUX, ancien Président de l'Académie de
Médecine. Dans les séances de la Société on discute les
mémoires et les travaux que les auteurs sont venus
eux-mêmes développer, où dont ils ont déposé un
exemplaire. La Société expérimente les traitements
nouveaux et en fait le contrôle scientifique. Tous les
comptes-rendus sont publiés dans les principaux jour-
naux de Médecine et la Revue Internationale de la
Tuberculose.

Tout ce qui concerne cette Société doit être adressé
à M. le Dr Georges PETIT, Secrétaire général.

NEVERS
Imprimerie Centrale
A. VINCENT

www.ingramcontent.com/pod-product-compliance
Lightning Source LLC
Chambersburg PA
CBHW050443210326
41520CB00019B/6046